Norbert Bradtke

Altersbilder im Wandel zwischen Würde und Bürde: Kultur oder Anti-Kultur
humanen Alterns

AF145161

Bibliografische Information der Deutschen Nationalbibliothek:

Die Deutsche Bibliothek verzeichnet diese Publikation in der Deutschen National-
bibliografie; detaillierte bibliografische Daten sind im Internet über http://dnb.d-
nb.de/ abrufbar.

Coverbild: Markus Gann @Shutterstock.com

Impressum:

Copyright © 2017 GRIN Verlag, Open Publishing GmbH
Druck und Bindung: Books on Demand GmbH, Norderstedt Germany
ISBN: 9783668491021

Dieses Buch bei GRIN:

http://www.grin.com/de/e-book/369734/altersbilder-im-wandel-zwischen-wuerde-
und-buerde-kultur-oder-anti-kultur

Norbert Bradtke

Altersbilder im Wandel zwischen Würde und Bürde: Kultur oder Anti-Kultur humanen Alterns

GRIN Verlag

GRIN - Your knowledge has value

Der GRIN Verlag publiziert seit 1998 wissenschaftliche Arbeiten von Studenten, Hochschullehrern und anderen Akademikern als eBook und gedrucktes Buch. Die Verlagswebsite www.grin.com ist die ideale Plattform zur Veröffentlichung von Hausarbeiten, Abschlussarbeiten, wissenschaftlichen Aufsätzen, Dissertationen und Fachbüchern.

Besuchen Sie uns im Internet:

http://www.grin.com/

http://www.facebook.com/grincom

http://www.twitter.com/grin_com

Altersbilder im Wandel

zwischen Würde und Bürde:

Kultur oder Anti-Kultur humanen Alterns

Dr. med. Norbert Bradtke

Paderborn im Mai 2017

Inhaltsverzeichnis

1. Einleitung

Die Lebensphase des menschlichen Lebensalters hat sich von einer früher seltenen und zeitlich eher begrenzten Gnade hohen Alters zu einem heutzutage in der westlichen Welt gesellschaftlich fest etablierten Erwartungshorizont mit einem längeren, zunächst aktiven und später verlässlich umsorgten Lebensabschnitt entwickelt.

Die Begriffe Gnade und Erwartungshorizont lassen bereits erahnen, dass der Blick auf das Alter im Kontext verschiedener historischer und sozialer Bezüge mit hochgradig differenten Sichtweisen und dadurch geprägten Verhaltensweisen verbunden ist. Gelegentlich anklingende romantisierende Vorstellungen über ein in früheren oder antiken Zeiten zumeist sozial hoch geachtetes und gutes Alter werden sich in der vorliegenden Untersuchung als verfehlt erweisen. Bereits ethnologische Berichte über historische und noch heute existierende akephale Gesellschaftssysteme ohne implementierte zentrale politische Autoritäten lassen ein breites Spektrum tradierter Umgangsformen mit alten Menschen erkennen. Auch den Altersbildern der klassischen Antike kam eine ausgeprägt differente, systeminhärente Wertschätzung zuteil.

Während die betagten Bürger der athenischen Gesellschaft nach den Perserkriegen unter dem Einfluss der sophistischen Aufklärung zunehmend an den Rand gedrängt wurden, herrschte in der römischen Republik und der spartanischen Gerontokratie ein zumeist stabiler Zusammenhang zwischen Alter, politischer Stellung und Sozialprestige.

Die im Geiste des christlichen Fürsorgegedankens in Mittelalter und Neuzeit oftmals nur als Randgruppe wahrgenommenen alten Menschen erfahren in der Moderne und Gegenwartsdiskussion eine, allein durch die in den letzten 150 Jahren mehr als verdoppelte Lebenserwartung, zunehmende Aufmerksamkeit.

Doch der im Rückblick auf die Vergangenheit recht unvermittelt von einer Randgruppe zu einer gesellschaftlichen Größe mutierenden Gruppe der betagten Menschen mangelt es an historisch gewachsenen Vorbildern. Erst allmählich tritt die sich verändernde Gesellschaftsstruktur in das kollektive Bewusstsein.

Die Orientierungssuche betrifft jedoch auch die zunehmend älter werdenden betagten Menschen selber. Reduktionistische Sichtweisen und Menschenbilder der Anti-Aging-Medizin bieten scheinbar einfache Lösungen aus einer allen bekannten Scheinwelt der Jugendlichkeit, die es um jeden Preis zu erhalten gilt: zurück in die Zukunft.

An dieser Stelle gilt es, sich der trügerischen Regression bewusst zu werden, damit verbundene Blockaden eines notwendigen Selbstwerdungs- und Reifungsprozesses zu überwinden und im gesellschaftlichen Konsens ethische Konzepte für ein würdevolles Altern auch bei Angewiesenheit, Hilfs- und Pflegebedürftigkeit zu entwickeln.

2. Ethnologische Aspekte der Gerontologie

Aus ethnologischer Perspektive repräsentieren Alter und Geschlecht wohl grundlegende Merkmale einer gesellschaftlichen Differenzierung. Vor der Beschäftigung mit den sich später im historischen Verlauf von der Antike bis zur Gegenwart darstellenden Altersbildern lohnt ein Blick auf prähistorische und noch heute existierende akephale Gesellschaftssysteme ohne implementierte zentrale politische Autoritäten.

Derartigen akephalen Gesellschaften zugrunde liegende soziale Ordnungssysteme orientieren sich an unterschiedlich ausgeformten Alters- oder Generationsklassenordnungen. Genealogische Systeme fokussieren auf verwandtschaftliche Bezüge der Generationenabfolge und Geburtenreihenfolge. Sie sehen Alter nicht an absolute Zeitmarken, sondern viel mehr an „chronologisch entkoppelte soziale Reifungszustände" (24, S. 52) gebunden.

Die heute noch zumeist im östlichen Afrika anzutreffenden Altersklassensysteme stellen ein auf den öffentlichen sozialen Raum abzielendes und genealogische Konflikte minderndes Ordnungssystem dar. Die Zuordnung in bis zu sieben Altersklassen orientiert sich wiederum nicht am chronologischen Altern, sondern berücksichtigt unterschiedliche körperliche Befähigungen und soziale Reifegrade.

Alter stellt in akephalen Gesellschaften oftmals verbunden mit verbal akkumuliertem Wissen und mystischen Kräften ein sozialorganisatorisches Distinktionsmerkmal dar, das die Grundlage für ein darauf aufbauendes leitendes Senioritätsprinzip bilden kann (24, S. 32-35). Eine den Lebensunterhalt im Alter faktisch absichernde Ressourcenausstattung bedarf jedoch neben der traditionellen Positionierung auch der grundlegenden Früchte einer individuellen Lebensarbeit.

Obwohl traditionelle Werte und Strukturen mit ihren oral tradierten Wissensschätzen auch heute noch in vielen akephalen Gesellschaften hohe Akzeptanz und Orientierungskraft besitzen (16, S. 56), unterminiert der Kontakt mit modernen Gesellschaften die Status- und

Machtpositionen des tradierten Senioritätsprinzips[1]. Die Literalität mit dadurch direkt zugänglichen, neuen kulturellen Sinnangeboten und Bewertungsmaßstäben transformiert die intergenerationellen Machtverhältnisse zu Gunsten der jüngeren Generation.

Ungeachtet dieser Entwicklungen wäre es jedoch ohnehin verfehlt, romantisierende Vorstellungen über ein sozial hoch geachtetes und gutes Altern in akephalen Gesellschaften zu entwickeln. Historische ethnologische Berichte von Herodot bis in die Neuzeit geben z. B. aus dem Kaukasus (Massagetai), von Turkvölkern und indianischen Stämmen (Ojibwa und Sirionó) Kunde von einem aus heutiger Sicht rücksichtslosen Umgang mit versorgungsbedürftigen alten Menschen. Derartige Berichte reichen von Vernachlässigung, Verstoßung, gesellschaftlich sanktioniertem und erwarteten Suizid bis hin zu aktiver Tötung und ritueller Opferung hilfsbedürftiger alter Menschen (17, S. 10-11).

Eine in Ruanda mündlich überlieferte Geschichte über einen kollektiven Stammesmord an allen „nutzlosen alten Männern" (16, S.124-125) zeigt jedoch eindrucksvoll den auch für die Jugend in der Folge bedeutungsschweren und existentiell bedrohlichen Verlust dadurch vernichteter oral tradierter Wissensschätze auf[2].

Zusammenfassung

Der Umgang mit alten Mitgliedern akephaler Gesellschaftssysteme offenbart sehr unterschiedliche, von hochgradig ambivalenten Sichtweisen geprägte Verhaltensweisen. Von leitenden Senioritätsprinzipien bis zur Vernachlässigung und aktiven Tötung versorgungsbedürftiger alter Gruppenmitglieder reicht das Spektrum tradierter Umgangsformen.

In welchem Umfang in der klassischen Antike manifestierte, zentralistische Staatengebilde Garanten des Schutzes von unterstützungs- und hilfsbedürftigen alten Menschen darstellten, wird im Folgenden zu klären sein.

---

[1] Wenn in Afrika ein Alter stirbt, verbrennt eine ganze Bibliothek", Amadou Hampâté Bâ (1900-1991) in Marzi, Hiltrud (Hg.): „Alter in Afrika", (16, S. 56).

[2] „Der König von Bwidishyi" erzählt nach Cyprien Rugamba in Marzi, Hiltrud (Hg.); „Alter in Afrika", (16, S. 124-125)

3. Altersbilder von der Antike bis zur Gegenwart

3.1 Griechische und römische Antike

Mit Blick auf das Gilgamensch-Epos[3] aus der Zeit um 3000 v. Chr. scheint „Anti-Aging" und die Suche nach „Jungbrunnen-Mitteln" einem seit vielen Jahrtausenden während Grundbedürfnis menschlicher Existenz zu entsprechen. Während ein diesem Bedürfnis eher förderliches negatives Altersbild im Alten Ägypten[4] vorherrschte, wird im Alten Testament die Würde und Weisheit des Alters als Befähigung für höchste Ämter hervorgehoben (28, S. 33).

Der athenische Staatsmann und Lyriker Solon (640-560 v. Chr.) wies in seiner Lebensalterelegie den 43- bis 57-Jährigen die größte Leistung an Verstand und Redekunst zu. Er befürwortete es, relativ viel Macht älteren Bürgern zuzuteilen, damit diese mit Weisheit und den im Laufe Ihres Lebens gesammelten Erfahrungen den staatlichen Institutionen bis hin zum höchsten Gerichtshof (Areopag in Athen) zum Wohl des Staates dienen konnten (28, S. 34). Solon bemühte sich in seinem Wirken zudem um die Integration und materielle Absicherung alter Menschen in der athenischen Gesellschaft.

Die im antiken Athen mit im Regelfall spätestens ca. 60 Jahren anstehende Übergabe des Hofes an den erbberechtigten Sohn markierte den Eintritt in das Alter und einen Generationenkonflikt, der 200 Jahre nach Solon die athenische Gesellschaft prägte und ihren Niederschlag auch in der zeitgenössischen Literatur fand (Drama Alkestis des Euripides, 438 v. Chr.). In der athenischen Gesellschaft hatten demnach die Alten nach erfolgter Besitzübergabe an die nachfolgende Generation ihre Aufgabe in Staat und Gesellschaft erfüllt und sollten der jüngeren Generation nicht mit ihren „ungerechtfertigten Ansprüchen" im Wege stehen[5]. Alle Alten, die ihre Lage nicht akzeptierten, seien schamlos und könnten daher von ihren Söhnen ausgesetzt werden (2, S. 69). Euripides skizzierte in seiner „Alkestis" die gesellschaftlich erwartete Rolle der alten Männer und Frauen als Rückzugsdasein mit entsprechend angemessener Relativierung der eigenen Bedürfnisse. Die eigenen Wünsche als gleichwertig zu denen der jungen

---

[3] Gilgamensch-Epos, ca. 3000 v. Chr.: Mythos von der verlorenen Unsterblichkeit der Menschheit und der Suche nach dem Geheimnis der Unsterblichkeit (28, S. 33)

[4] Ägyptischer Gelehrter Ptahothep, ca. 2500 v. Chr.: „Wie qualvoll ist das Ende eines Greises! Er wird jeden Tag schwächer (…). Seine geistigen Fähigkeiten nehmen ab und es wird ihm unmöglich, sich heute daran zu erinnern, was gestern war (28, S. 33)

[5] „Sie sollten, da sie doch keinen Nutzen mehr der Erde bringen, sterben und fortgehen und den Jungen nicht mehr im Wege stehen." (2, S. 69).

Generation zu vertreten, wurde als anmaßend erachtet (7, S. 67) und im zeitgenössischen Drama von Euripides auch entsprechend abfällig tituliert[6].

Die radikale Demokratisierung und die außenpolitischen Erfolge seit den Perserkriegen hatten unter dem Einfluss der sophistischen Aufklärung zu einer Dominanz der Jugend in der athenischen Gesellschaft geführt. Die ältere Bevölkerung wurde nach Verlust ihrer gesellschaftlichen Aufgaben und Besitzübergabe an die nächste Generation an den Rand gedrängt.

Platon erkennt diese Missstände und begegnet ihnen in seiner Utopie eines Idealstaates mit alternativen Entwürfen eines gerechten und gemeinsamen Staatswesens aller Gesellschaftsglieder und Altersklassen. In seinem Werk Politeia lässt er Sokrates und Kephalos auf den zentralen Punkt kommen (19, S. 85, 1,329d): Das Alter werde erst durch Streit und Missgunst zwischen den Generationen zu einer wirklichen Last[7]. In Platons Staat bekommen alte Männer und Frauen herausgehobene Rechte und Pflichten. Eine Besitzübergabe an die Kinder zu Lebzeiten der Eltern wird von Platon nicht mehr gefordert und an die in der Praxis wohl häufig eingeleiteten Entmündigungsverfahren legt Platon bei grundsätzlich offen thematisierter Altersdemenz eine hohe juristische Hürde durch Beteiligung älterer Bürger an den zuständigen Behörden.

In Sparta galt über die Vorstellungen Platons hinausgehend ein strenges Senioritätsprinzip, welches dem Alter als sozialen Wert an sich unmittelbare Autorität verlieh. An der Spitze der spartanischen Gerontokratie stand mit der Gerusia ein „Rat der ab 60-Jährigen", der über die in Altersgrade strukturierte spartanische Gesellschaft wachte. Dadurch waren alle Lebensbereiche des Staates von der höheren Autorität der Betagten durchdrungen. Sie trugen die Verantwortung und waren die Garanten für die Stabilität der politischen und sozialen Ordnung Spartas (26, S. 87-112).

Neben der von Flexibilisierung wie Polarisierung der Altersklassen geprägten Zeit des Hellenismus in Griechenland herrschte in der römischen Republik durchaus ein stabiler Zusammenhang zwischen Alter, politischer Stellung und Sozialprestige. Obwohl der römische Senat nur in der frühen Zeit der Republik vom 6. bis 4. Jahrhundert überwiegend aus alten Häuptern führender Familien bestand, ließ sich auch in späteren Jahrhunderten oft eine Dominanz der älteren Senatoren (auctoritas seniorum) erkennen. Die in der römischen Republik noch unangefochtene autokratische Führung des Familienoberhauptes als pater familias wurde in der

---

[6] „Hört, hört: wie ist das Greisenalter voller Unverschämtheit!" (7, S. 67: Vers 727-728).

[7] „Aber an alldem, auch an der üblen Behandlung durch die Verwandten, ist nur eines schuld – nicht das Greisenalter, Sokrates, sondern der Charakter des Menschen;" (19, S. 85: 1,329d)

römischen Prinzipatszeit durch staatliche juristische Einschränkungen der Testierfreiheit und erweiterte finanzielle Spielräume der Kinder eingeschränkt. Zudem zogen unterschiedliche Gesetzgebungen (Ehegesetze, Erlasse im Verwaltungs-, Steuer- und Erbrecht) die Etablierung von Altersgrenzen nach sich (10, S. 161-179). Maßnahmen, die bis heute wirken und damals zu einer formalen Entkopplung von biologischem und kalendarischem Alter mit ausgrenzenden Effekten, wie dem altersbedingt verwehrten Zugang zu bestimmten Senatskommissionen, führten.

3.2 Mittelalter und Neuzeit

Die Christianisierung des Römischen Reiches zog eine weitreichende Neubestimmung antiker Werte und Normen nach sich. In den Vordergrund tretende jüdisch-christliche Werte erschufen neue Leitbilder mit der Forderung, sich besonders der Kranken, Bedürftigen, Alten und Verwitweten anzunehmen. Bedenkenswert erscheint jedoch die Überlegung, inwieweit der christliche Fürsorgegedanke auch zu einer Stigmatisierung dieser Gruppe beitrug und sie als abgesonderte Randgruppe und nicht als Teil einer Gemeinschaft charakterisierte.

Sicherlich bedeutsam dürfte die sich erstmals manifestierende Institutionalisierung der Altenpflege sein, die sich in Form erster „Altenheime", den Gerokomeia oder Gerontokomeia vorrangig im Osten des Römischen Reiches, ereignete. Ab dem 5. Jahrhundert setzte eine regelrechte Welle von Neugründungen dieser Institutionen ein (11, S. 181-209).

Insgesamt kann die Zeit des Mittelalters als eine Zeit des Niedergangs des Alters im Hinblick auf die Besetzung öffentlich anerkannter Positionen durch betagte Menschen angesehen werden. Ausnahmen wie Karl der Große, der bis zu seinem 72. Lebensjahr seine Regentschaft ausübte oder betagte venezianische Dogen besaßen Seltenheitscharakter. Einer niedrigen mittleren Lebenserwartung standen die Versprechungen eines langen glücklichen Jenseits für ein sündenfreies Leben gegenüber. Dennoch vermochten wohl nicht alle ihr diesseitiges Lebensglück mit Blick auf jenseitige Verheißungen hintanzustellen. Die Suche nach lebensverlängernden Maßnahmen oder Jungbrunnen reichte von der Antike bis in das Mittelalter, um mit der beginnenden Renaissance weiter intensiviert zu werden. Exemplarisch seien hierbei die Jungbrunnensuche des Spaniers Juan Ponce de Leon als Teilnehmer der zweiten Expedition von Christopher Columbus und die jugendbewahrenden Ausführungen von Francis Bacon in seinen Werken „History of Life and Death" und „The New Atlantis" genannt (28, S. 37).

Nachdem am Ende des Dreißigjährigen Krieges ein absoluter Tiefpunkt der Lebenserwartung erreicht war[8], führte der auf Renaissance und Reformation aufbauende Leitgedanke der Aufklärung als „Ausgang des Menschen aus seiner selbstverschuldeten Unmündigkeit" (13, S. 20) zu einer bis in die Gegenwart reichenden und das eigene Leben erfassenden Selbstgestaltungsdirektive. Das 1797 erschienene Werk von Christoph Wilhelm Hufeland „Die Kunst das menschliche Leben zu verlängern" präsentierte mit seiner Makrobiotik eine der Selbstgestaltung anheimgestellte Präventionslehre für ein gutes Altern (28, S.39).

3.3 Moderne und Gegenwartsdiskussion

Erst der Übergang vom 19. zum 20. Jahrhundert sollte mit Ignaz Leo Nascher (1863-1944) und seiner 1909 im „New York Medical Journal" veröffentlichten Publikation „Geriatrics" sowie seinem 1914 folgenden ersten Grundlagenwerk[9] den „Vater der Geriater" auf der Bühne erscheinen lassen (28, S. 42).

Der enorme Anstieg der durchschnittlichen Lebenserwartung ab Geburt, die sich im Verlauf des 19. und 20. Jahrhunderts weltweit mehr als verdoppelt hatte, ließ eine steigende Anzahl alter Menschen der Bedeutung gerontologisch assoziierter Fragestellungen zunehmendes Gewicht verleihen. Die Entwicklung der weltweit höchsten mittleren Lebenserwartung stieg nahezu linear mit ca. 2,5 Jahren pro Jahrzehnt von etwa 45 Jahren im Jahr 1840 (schwedische Frauen) auf etwa 86,5 Jahre im Jahr 2009 (japanische Frauen) an (28, S.21).

Während die Zunahme der Lebenserwartung in industrialisierten Ländern bis 1950 hauptsächlich auf den Rückgang der Säuglings- und Kindersterblichkeit zurückzuführen war, zeigten sich in der 2. Hälfte des 20. Jahrhunderts verstärkt Zuwächse durch höhere Überlebenswahrscheinlichkeiten im Alter (28, S. 22).

Lag der Anteil der über 60-Jährigen 1950 noch bei 15 %, so hatte er sich 2011 mit 26 % fast verdoppelt, um 2030 perspektivisch mit 36 % veranschlagt zu werden. Prozentuale Anteile der „Generation 60 plus" von über 40 % bei einem absoluten Anteil an über 80-Jährigen von 13 % werden bei Fortsetzung der Entwicklung ab 2060 erwartet (28, S. 21).

Die gewonnenen Lebensjahre einer zunehmend größeren, ausgesprochen ambivalent betrachteten Bevölkerungsgruppe schufen bereits 1980 neue bedrohlich abwertende Begriffe wie

---

[8]   „Mit krachenden Beinen und triefender Nase, kahlköpfig, taub und halb blind schleppt sich der alte Mensch aus dem Mittelalter heraus und kriecht auf Krücken gestützt, unter dem Spott der Jugend, über die Schwelle zur Neuzeit." (3, S.19)

[9]   „Geriatrics: The Diseases of Old Age and Their Treatment, including Physiological Old Age, Home and Institutional Care und Medico-Legal Relations" (28, S. 42)

„Alterslastquotienten" (22, S. 148), während die Tourismusbranche sehr bald den Senioren-tourismus entdeckte.

Altern im 21. Jahrhundert erscheint heute als ein ausgesprochen heterogenes und vielschichti-ges Geschehen, dem mit einseitigen Sichtweisen nicht adäquat zu begegnen ist. Die zuneh-mend lauter vernehmbare gesellschaftliche Forderung, das eigene individuelle Altern enga-giert und selbstbewusst in die eigene Hand zu nehmen generiert auch Schattenseiten, die im Folgenden noch zu betrachten sein werden.

Zusammenfassung

Altersbilder waren und sind einem fortwährenden gesellschaftlichen Wandel unterworfen. Die gesellschaftliche Stellung der Älteren wechselte in der Geschichte von gesellschaftlichen Lei-tungsaufgaben der spartanischen Gerusia und des frührepublikanischen römischen Senates über von Bedeutungsverlust bedrohte Ruheständler im klassischen Athen bis hin zu einer der christlichen Fürsorge bedürftigen stigmatisierten Randgruppe im christlichen Mittelalter. Re-naissance, Reformation und Aufklärung bereiteten den Boden für einen zunehmenden indivi-duellen Gestaltungsspielraum, der im 21. Jahrhundert vor dem Hintergrund einer wachsenden Lebenszeit und dem dadurch verursachten demografischen Wandel zunehmend in eine indivi-duelle Gestaltungpflicht umgeformt wird.

4. Anti-Aging oder Annahme eigener Endlichkeit

4.1 Zelluläre und molekularbiologische Grundlagen des Alterns

Die mittlere Lebensdauer einer Art wird von intrinsischen und extrinsischen Faktoren beein-flusst. Zu den intrinsischen Faktoren rechnet man gemeinhin alle genetisch festgelegten Popu-lations- bzw. artspezifischen Einflüsse auf die Alterungsgeschwindigkeit von Zellen, Organen und Geweben eines Individuums, während positive wie negative äußere Einflüsse verschie-denster Art zu den extrinsischen Faktoren gerechnet werden (20, S. 2-13).

Ein Blick in das Tierreich lässt eine ausgeprägte Variabilität der mittleren Lebensdauer er-kennen. Zwischen der mittleren Lebenserwartung von nur ca. 3 Tagen lebenden Bauchhärlin-gen (Gastrotricha) und über 500 Jahre alt werdenden isländischen Muscheln der Spezies Arti-ca islandica liegt immerhin ein Faktor von 10000 (29, S. 38-40). Hochbetagte Menschen wei-sen Genaktivierungen auf, die bei Süßwasserpolypen (Hydra) zu einer den Keimzellen äh-nelnden unbegrenzten Teilungsfähigkeit ihrer Stammzellen führen und ihnen die Fähigkeit vermitteln, defekte Zellen innerhalb von Tagen zu ersetzen. Aus einer forschungsorientierten wissenschaftlichen Perspektive repräsentieren Hydra dergestalt den lebenden Beweis einer grundsätzlich möglichen „Alterslosigkeit" einfacher vielzelliger Organismen (29, S.34).

Demgegenüber entdeckte Leonard Hayflick 1961, dass sich Abkömmlinge von normalen somatischen Zellen in Zellkulturen ähnlich wie im menschlichen Körper nur etwa 50 bis 100 Mal teilen, bevor sie absterben (Hayflick-Grenze). Demgemäß könnte ein Mensch bis zu dieser Grenze etwa 125 Jahre alt werden (29, S. 110-117). Diese Erkenntnis lenkte die Aufmerksamkeit der nachfolgenden Ursachenforschung auf eine mit dem Alter zunehmende Verkürzung der Chromosomenenden (Telomere), in deren Konsequenz sich eine eintretende Seneszenz, bzw. ein programmierter Zelltod (Apoptose) ergibt.

Oxidative Stressoren (ROS, reactive oxygen species) entstehen als Nebenprodukte der physiologischen mitochondrialen Zellatmung und führen zu Schäden der DNA, von Proteinen und Lipiden. In diesem Kontext eintretende Funktionsstörungen der Mitochondrien schädigen vor allem postmitotische Gewebe wie Nerven- und Muskelzellen (20, S. 17-48).

Gendefekte, Genpolymorphismen oder epigenetische Faktoren (u. a. DNA-Methylierung) können den Alterungsprozess fördernde Stoffwechselentgleisungen, Mutationen in DNA-Reparaturgenen oder Genaktivitätsminderungen bedingen (20, S. 34-48).

Wenn wie angenommen nur ca. 25-30 % der menschlichen Altersvariabilität genetisch determiniert sind (29, S. 39) erscheinen demgemäß extrinsische Faktoren von hoher Tragweite und Relevanz sein. Die bei Hundertjährigen meist noch gut erhaltene Insulinsensitivität lässt diesbezüglich wissenschaftliche Arbeiten beispielhaft auf die Bedeutung des Insulin/IGF-1-Signalweges hinweisen (20, S. 40-41).

Obgleich es vielzellige Lebewesen mit fortwährendem Ersatz defekter Körperzellen durch sich unbegrenzt teilende Stammzellen gibt, scheint sich die menschliche Zellteilungsrate in vitro und in vivo an der bekannten Hayflickgrenze auszurichten. Falls sich bestätigt, dass die menschliche Altersvariabilität nur begrenzt genetisch determiniert ist, würde sich möglicherweise ein breites Feld für optionale Modulationen der extrinsischen Einflussfaktoren öffnen.

4.2 Anti-Aging-Medizin als neue Medizin- oder Alternskultur

Der Begriffsbildung der „Anti-Aging-Medizin" geht auf eine Gruppe von US-Wissenschaftlern aus den Jahren nach 1990 zurück. Ihre Begriffsdefinition zielt auf alle Methoden und Interventionen, die in der Lage sind, das Altern zu verlangsamen, aufzuhalten oder gar umzukehren (27, S. 251-252).

Die hohe Relevanz dieses Anspruches soll die Gründung eines eigenen medizinischen Fachgebietes rechtfertigen, das sich fundamental von dem klassischen Ansatz der kurativen Medizin als „Reparaturmedizin" unterscheidet. Anti-Aging-Medizin versteht sich als eine alle gegebenen Optionen nutzende „Gesundheitsvorsorge, eine Art von prä-primärer Prävention, mit der die Vorsorge bis an die äußersten Grenzen der Früherkennung und Intervention" (27, S. 255-256) getrieben werden soll.

Die konzeptionelle Herangehensweise an den Prozess des Alterns wird im Kern von drei unterschiedlichen Modellkonzepten bestimmt:

Die **traditionelle Interpretation der Alterungsprozesse** fokussiert auf langsam fortschreitende im Grunde irreversible Funktionsverluste mit einem letztendlich unaufhaltsamen geistigen und körperlichen Verfall.

Das „**Besser-Altern-Modell**" (27, S. 254) berücksichtigt wissenschaftlich gerontologische und entwicklungspsychologische Erkenntnisse im Sinne einer verbesserten Gesundheitsinformation mit Bereitstellung optimierter Behandlungs- und Präventionsoptionen. Bei entsprechender Bewusstseinsbildung und bestehendem freien Willen kann von evidenzbasierten Interventionen zur Verbesserung des körperlichen und geistigen Zustandes Gebrauch gemacht werden. Die grundsätzliche Annahme der eigenen Endlichkeit wird hingegen zu keinem Zeitpunkt in Frage gestellt.

Das Konzept der **Anti-Aging-Medizin** hingegen schafft und setzt eine neue Norm, die Patienten und Behandelnde gleichermaßen in die Pflicht nehmen will.

Über präventivmedizinische Ansätze hinausgehend wird eine an jugendlichen Vorbildern ausgerichtete und alle wissenschaftliche Innovationen nutzende „Enhancement-Bewegung" (27, S. 254) propagiert. Neben einer sich an jugendlicher Schönheit und Leistungsfähigkeit orientierenden Verbesserung der Lebensqualität alter Menschen wird durch ehrgeizige genetische Eingriffe eine vollständige „Abschaffung des Alterns" (4, S. 222) anvisiert.

Die Bewahrung und Optimierung des Gesundheitszustandes ist „zu jedem Zeitpunkt des Lebens möglich und außerdem ein Muss" (27, S. 255). Die sich hinter diesem Ansatz verbergende Leistungsnorm sieht ausschließlich ein Altern in Leistungsfähigkeit mit möglichst umfangreichen Jugendlichkeitsaspekten als „gutes Altern" an.

Dieses vom Grunde her altersdiskriminierende Konzept würde bei allgemeiner gesellschaftlicher Akzeptanz alte Menschen, die ihm nicht folgen können oder wollen in ein negativeres und verlustreicheres Erleben des eigenen Alterns treiben.

Derart negative Sichtweisen des eigenen Älterwerdens können sogar mit einer kürzeren Lebensdauer einhergehen (28, S.17).

4.3 Medikalisierung des Alterns

Historische Berichte über positive Sichtweisen des Alters reichen von fernöstlichen Lehren des Buddhismus, Konfuzianismus und Taoismus bis in die abendländische Antike. Galen von Pergamon sah im 2. Jahrhundert n. Chr. das Altern keineswegs als eine Krankheit an (28, S. 35). Seine Darstellung des Alters als „neutraler Zustand zwischen Gesundheit und Krankheit" (25, S. 294) blieb eine bis um 1700 tragende Konzeption.

Mit der Aufnahme der „Krankheit Alter" in die Medizin der Neuzeit hatte Galens Konzept einer „Natürlichkeit des Alterns" (25, S. 299) ausgedient. Neben einer sich nachfolgend entwickelnden, rückblickend überwiegend fragwürdigen methodologischen und pharmakologischen Polypragmasie erschienen jedoch auch Theorien über Reduktionsdiäten mit noch heute bestechender Aktualität (25, 300).

Moderne Behandlungsansätze streben eine Verlangsamung des Altersprozesses u. a. durch kalorienreduzierte Diäten, Hormonersatztherapien, orale Antidiabetika, Telomeraseaktivatoren, molekulargenetische oder stammzelltherapeutische Interventionen an (29, S. 123-156).

Protagonisten der Anti-Aging-Medizin fördern die Anlage und Auswertung riesiger Gendatenbanken mit dem Ziel, Altersleiden zurückzudrängen und das Leben zu verlängern. Es gilt, die „Krankheit Alter" zu bekämpfen, früher und oft noch heute natürlich erlebte Altersvorgänge als behandelbar zu etikettieren und irgendwann einer dann vielleicht gesellschaftlich erwarteten Medikalisierung im engeren und weiteren Sinne zuzuführen.

Der Begriff „Medikalisierung" fand im Kontext soziologischer Fragestellungen bereits in den 60er Jahren des 20. Jahrhundert Verwendung, um medikamentöse Maßnahmen zur Kontrolle abweichenden sozialen Verhaltens zu charakterisieren (25, S. 290). Ein Erfolg der Anti-Aging-Medizin hätte in letzter Konsequenz das Potential natürliches Altern als „abweichendes soziales Verhalten" zu stigmatisieren.

In seiner Kritik an der etablierten Medizin warnt Ivan Illich vor einer Enteignung der Gesundheit durch eine „Medikalisierung des Lebens" (12, S. 15). Seine Darstellung einer „klinischen, sozialen und kulturellen Iatrogenesis" (12, S. 27-30) kritisiert und bezweifelt die Errungenschaften der modernen Medizin. Er sieht ein „radikales Monopol" (12, S. 33) der etablierten organisierten Medizin zur Etikettierung von Erkrankungen und Behinderungen als Mittel der sozialen Kontrolle und Einflussnahme auf die Bevölkerung. In ihren kulturellen Auswirkungen würde eine durch Experten verantwortete Gesundheitsverwaltung eine autonome Lebensführung zugunsten einer „heteronomen Wartung und Verwaltung" (12, S. 16) verhindern.

In der Ausformung einer gesellschaftlich internalisierten Erwartungshaltung könnten institutionalisierte Vorsorge- und Versorgungsangebote einer aufkommenden Anti-Aging-Medizin durchaus sozial und kulturell relevante Einflussnahmen ausüben.

4.4 Verdrängung oder Annahme eigener Endlichkeit

Die von der Anti-Aging-Medizin angestrebte Bewahrung von Jugendlichkeit bedient ganz offensichtlich einen bereits seit mehreren Jahrtausenden bestehenden „Traum ewiger Jugend". Welche Beweggründe speisen diesen Bewahrungsdrang? Geht es wirklich um die möglichst lange Aufrechterhaltung eines jugendhaft gesunden Körpers zur Vermeidung altersbedingter Leiden? Verfolgt die Anti-Aging-Medizin mit ihrem proklamierten Imperativ zur Linderung altersbedingter Leiden ein legitimes Behandlungsziel im Sinne eines symptomatischen Therapieansatzes oder geht es vorrangig darum, eine „Medizin gegen das Altern" (4, S. 219) zu etablieren?

Neben der von der Anti-Aging-Medizin in den Vordergrund gerückten Körperlichkeit trennt eine grundsätzlich anders wahrgenommene Zeitlichkeit die Jugend von dem Alter (5, S. 348-351). Während die Jugend einer für eine mögliche Realisierung aktueller oder zukünftiger Pläne noch offenen und scheinbar unbegrenzten Zukunft entgegenblickt, kann der alte Mensch einer Konfrontation mit der absehbaren Endlichkeit seiner Lebensperspektive kaum noch entgehen.

Er fürchtet einer sich immer weiter beschleunigenden, modernen gesellschaftlichen Vielfalt mit seinen altersbedingten Funktionseinschränkungen nicht mehr gerecht werden zu können und flüchtet auf der „Anti-Aging-Brücke" zurück in eine medizinisch empfohlene jugendhafte Scheinwelt.

Er folgt den fordernden Vorgaben und Regeln der Anti-Aging-Medizin, um der als unerträglich empfundenen Erkenntnis der eigenen Endlichkeit durch eine in Aussicht gestellte Lebensverlängerung, eine Verlangsamung des Altersprozesses oder ein angestrebtes jüngeres biologisches Alter zu entgehen (5, S. 355-356).

Die reduktionistische Flucht in die Körperlichkeit endet in einer zeit- und kräfteraubenden Somatisierung, welche die Zeit nicht aufhalten, wohl aber „das individuelle Zeiterleben zu täuschen" (4, S. 242) vermag. Das von Claudia Bozzaro skizzierte „Paradoxon dieser Verdrängungsleistung" (5, 358) führt letztlich sogar zu einem Verlust von Gestaltungsmöglichkeiten der noch verbliebenen Lebenszeit.

Anti-Aging als Fitnessimperativ einer verpflichtenden Gesundheitskompetenz vermittelt einen an jugendlichen Idealvorstellungen orientierten, fragwürdigen normativen Erfolgsdruck und behindert dadurch ein grundsätzlich bejahtes, würdevolles Altern.

Vor diesem Hintergrund wird einer wohl nur vordergründig auf symptomatische Linderung von Altersleiden abzielenden weitreichenden Anti-Aging-Medizin mit erheblicher Skepsis zu begegnen sein.

Zusammenfassung

Bei einer derzeit angenommenen genetisch determinierten Altersvariabilität von 25-30 % scheint sich extrinsischen Einflussfaktoren ein breites Feld für optionale Modulationen von Altern und Lebensdauer zu bieten. Vor dem Hintergrund einer seit dem 19. Jahrhundert mehr als verdoppelten Lebenserwartung und ermutigenden Daten aus der Grundlagenforschung postulieren Vertreter der Anti-Aging-Medizin einen imperativen medizinischen Interventionsbedarf zur Linderung von Altersleiden. Über präventivmedizinische Ansätze hinausgehend wird eine an jugendlichen Vorbildern ausgerichtete Enhancement-Medizin propagiert, die sich jedweder Medikalisierung oder genetischer Intervention zur Verbannung eines als leidvoll empfundenen Alters aus dem menschlichen Dasein bedienen würde.

Derartige an den alten Menschen herangetragene heteronome Optimierungsziele generieren einen Fitnessimperativ als verpflichtende Gesundheitskompetenz. Die Betonung der Körperlichkeit mag das individuelle Zeiterleben täuschen, aber verhindert auch, dem Alter als eigenständige Lebensphase Gestalt zu verleihen.

5. Ethik und Kultur humanen Alterns

5.1 Realisierung des Machbaren oder Medizin für den Menschen

Mit Gründung der American Academy of Anti-Aging Medicine entstand im Jahr 1993 eine seither rasch prosperierende medizinische Subdisziplin, die von der Prävention bis zur Abschaffung von Altersleiden eine „Optimierungsmedizin" (4, S. 221) propagiert, die in erheblichem Gegensatz zu anerkannten Zielsetzungen geriatrischer Medizin steht.

Eine von bereits erreichten und zukünftigen Errungenschaften berichtende Anti-Aging-Rhetorik lässt „medizinische und wissenschaftliche Ansätze sowie die Vermarktung von reinen Lifestyle-Produkten fließend ineinander übergehen" (4, S. 224). Warum geht von diesem Anti-Aging-Angebot dennoch eine zunehmende Attraktivität aus?

Der moderne Mensch könnte frei von Bindungen an althergebrachte Konventionen in der Lage sein, sich seine persönlichen Ziel- und Wertvorstellungen eigenständig und selbstbestimmt auszusuchen. Im Grunde sollte er der Werberhetorik widerstehen und deren Ziele erkennen können. Doch in jungen Jahren daran gewöhnt, das eigene Selbstwertgefühl an ein gesellschaftlich anerkanntes gelingendes Leben zu binden, vermag er auch im Alter nicht, sich dem kollektiven Leistungsdruck zu entziehen. Der Markt der Möglichkeiten an dargebotenen Anti-Aging-Maßnahmen scheint unverbindlich, doch in Wahrheit wird der alternde Mensch der Moderne in steter Rastlosigkeit getrieben, so viele Möglichkeiten wie möglich wahrzunehmen (15, S. 85).

Erfolgreiches Altern erfolgt so nicht selbstbestimmt, sondern von einem gesellschaftlich sanktionierten Wettbewerb um eine möglichst optimale Gestaltung eines jugendhaft leistungsfähigen Alters bestimmt. Die erfolgreiche Befolgung des Fitnessimperativs einer verpflichtenden Gesundheitskompetenz verleiht dem homo faber die Illusion eines selbstbestimmt und selbstbewusst handelnden Subjektes.

Während der frühen Rentenzeit, im sogenannten „dritten Alter" (18, S. 80), wird es den oftmals gesunden und aktiven Senioren noch weitgehend leichtfallen ihre Lebensweise an den unverändert fortgesetzten Erwartungen der modernen Leistungsgesellschaft auszurichten. Die Angebote der Anti-Aging-Medizin gewinnen mit zunehmender gesellschaftlicher Akzeptanz den Charakter einer geradezu verpflichtenden Attraktivität und „helfen" den Jungsenioren dabei, ihren Lebensentwurf weiterhin als ein scheinbar individuell gestaltetes an körperlicher

Attraktivität, Jugendlichkeit und Leistungsfähigkeit ausgerichtetes Optimierungskonzept darzustellen.

Mit zunehmender gesundheitlicher Fragilität und alltagsrelevanten funktionellen Einschränkungen wird es jedoch immer schwerer, dem „Imperativ des Gelingens" (15, S. 82) zu entsprechen und das eigene Leben als ein individuell gestaltetes, gelingendes und gesellschaftlich geachtetes Leben zu präsentieren.

An dieser Stelle sollte keine symptomkaschierende Medikalisierung der Anti-Aging-Medizin verordnet, sondern die Frage nach einer „Ethik der Enhancementkultur" angemessen und unmissverständlich formuliert werden. Allein die Möglichkeit einer symptomatisch wirksamen Medikation fragwürdiger medizinischer Indikation weckt die soziale Erwartung einer bevorzugten raschen Reparatur und Korrektur des bedrohten mit gesellschaftlicher Anerkennung verbundenen Selbstbildnisses (15, S. 87).

Eine an den individuellen menschlichen Bedürfnissen und nicht den gesellschaftlichen Erwartungen ausgerichtete, individualisierte geriatrische Medizin kann dem zunehmend unterstützungsbedürftigen alten Menschen helfen, die Tretmühle der Selbstausbeutung zu beenden, „das eigene Sein anzunehmen und einen guten Umgang damit zu lernen" (15, S. 97). Diesem eigenen Sein auf die Beine zu helfen und eine dem individuellen Bedarf entsprechende, annehmende und partnerschaftlich fürsorgliche Unterstützung zu bieten, sollte ärztliche Berufung sein.

5.2 Gutes Leben im Alter: Wunsch oder Wirklichkeit?

Die Idealisierung des leistungsfähigen jungen Erwachsenenalters fand schon in der Antike namhafte Fürsprecher, obwohl die damaligen Altersgrenzen mit der heutigen Lebensrealität und Lebenserwartung kaum etwas gemein haben. Sicherlich diente Aristoteles die Gegenüberstellung von Jugend und Alter mehr einer Veranschaulichung seiner „Vorstellung der Mitte" (Mesotes-Lehre) als der Idealisierung von Stereotypen. Im Grunde sah Aristoteles Glück als Ergebnis eines tugendhaften Lebensvollzugs aufgrund einer entsprechenden Einstellung der Seele [10]. Dieses Glück unmittelbar eigenständig oder gar mittels einer Medikalisierung herbeizuführen, hätte seiner Vorstellung von Glückseligkeit wohl in keiner Weise entsprochen.

---

[10] „Die Tugend ist also ein Verhalten der Entscheidung, begründet in der Mitte in Bezug auf uns, einer Mitte, die durch Überlegung bestimmt wird und danach, wie sie der Verständige bestimmen würde." (1, II 6,1106)

Nachdem Platon in seinem Dialog zwischen Sokrates und dem greisen Kephalos bereits den inneren Frieden und die Freiheit des Alters herausstellte (19, S. 85: 1,329a-1,329c) greift auch Cicero einige Argumente der Rede des Kephalos aus Platons Staat auf. Von aktueller Relevanz sind dabei seine Ablehnung einseitig akzentuierter Altersstereotype und sein Wunsch nach einer von gegenseitiger Achtung geprägten Begegnung der jungen und älteren Generation (6, S. 45). Ein in modernen Gesellschaften teilweise akzentuiert anzutreffender „Isolationismus der Generationen, mit Kinderfeindlichkeit und Altersreservaten" (21, S. 196) steht diesen Vorstellungen diametral entgegen.

Als Jacob Grimm wenige Wochen nach dem Tod seines Bruders Wilhelm 1860 in seinem 75. Lebensjahr eine Rede über das Wesen des Alters hielt, waren es nicht nur persönlich interpretierte historische Quellen, die ihn inspirierten. Er sprach gewiss auch über eigene Erfahrungen, wenn er berichtete, wie sich im Alter mit nachlassender Lebenskraft scheinbar widersprüchlich auch die Empfindung für die eigene Gesundheit erhöhe. Für ihn war es kein Widerspruch, „da bei allem, was einem Verlust entgegengeht, ein geheimer und glücklicher Trieb waltet, es bis zur letzten Frist zu sichern und aufrecht zu erhalten" (9, S.106).

In sicherer Erwartung, dass ihm sicher keine allzu lange Lebensfrist mehr zukommen würde, verglich er das Alter im Rückgriff auf ein antikes Zitat mit einer verglimmenden Abendröte [11], die nur kurz andauern würde. Betrachtet man den Verlauf der anschließend folgenden nunmehr über 150 Jahre, so ist der kurz verglimmenden Abendröte für die Mehrzahl der alten Menschen in der westlichen Welt mittlerweile ein langer Lebensabend entwachsen, der neue Fragen an eine neue Zeit stellt.

Die „einmalige Ganzheit des Lebens" (21, S. 194) bedingt einen stets individuell einmaligen Eintritt in jede Lebensphase – „ohne vorherige Möglichkeiten der Probe, ist ständig Premiere, ständige Uraufführung im Leben" (21, S. 195). Der Eintritt in das Alter radikalisiert die menschliche Lebenswirklichkeit als „Mängelwesen", da sich mehrende Defizite im somatischen, psychischen, sozialen und kulturellen Kontext immer stärker zu Tage treten. Vor dem Hintergrund des sich rasant beschleunigenden gesellschaftlichen Wandels und der sich verringernden verbliebenen Lebenszeit gilt es Endgültigkeit und Endlichkeit in die individuelle Selbstwerdung zu integrieren.

---

[11] Senectus crepusculum est, quod longum esse non potest. (Das Alter ist eine Abenddämmerung, die nicht lange andauern kann)." (Marcus Cornelius Fronto, in 8: S. 112)

18

Eine an Jugendlichkeitsidealen der Anti-Aging-Bewegung orientierte Verweigerung eines
derartigen Selbstwerdungs- und Reifungsprozesses kann zur Ausprägung einer narzisstischen
Regression [12] führen und dadurch die Möglichkeit zur aktiven Nutzung der verbliebenen Lebenszeit versperren (23, S. 264-265). Eine Lebenskunst des Alterns als eine ars senescendi
bedarf einer zutiefst persönlichen Annahme eigener Endlichkeit, um diesen, den vorangegan-
genen grundsätzlich gleichrangigen, Lebensabschnitt gemäß individueller Möglichkeiten ak-
tiv gestalten zu können.

5.3 Grundlegende Aspekte einer Ethik des Alters

Eine gerontologische Ethik wird sich kaum an den in Neuzeit und Aufklärung entstandenen
universalen, abstrakten Vernunftethiken orientieren, die aus grundsätzlichen Erwägungen von
„inhaltlichen Bedingungen und Bedingtheiten des menschlichen Lebens" (21, S. 189) absa-
hen. Vielmehr werden es antike Ethikkonzepte mit der Frage nach der individuellen Lebenssituation des einzelnen Menschen sein, die die Grundlage für eine Ethik des Alters bilden können [13].

In einem „ethischen Entwurf zum gelingenden Leben im Alter" (14, S. 244) hat Andreas
Kruse insgesamt fünf Kategorien erstellt, die gemäß der Zielsetzung der Nikomachischen
Ethik des Aristoteles ein gutes Leben im Alter charakterisieren.

Neben Selbstständigkeit, Selbstverantwortung, bewusst angenommener Abhängigkeit und
Mitverantwortung stellt er das Konzept der Selbstaktualisierung in das Zentrum seiner Ausführungen (14, S. 244-251).

Neben der als „Selbstständigkeit" bezeichneten Fähigkeit, seinen Lebensalltag weitgehend
unabhängig von fremder Unterstützung zu führen, zielt der Begriff der „Selbstverantwortung"
auf die bewusste individuelle Ausgestaltung der persönlich realisierbaren Lebensumstände,
einschließlich sozialer und medizinischer Unterstützungs- und Versorgungsangebote. Die
„bewusst angenommene Abhängigkeit" bedarf der individuellen Fähigkeit, irreversible Einschränkungen und Verluste anzunehmen (14, S. 242), verbunden mit einer persönlichen Entscheidung zur Auswahl von Hilfsmitteln und Unterstützungsdiensten, um Fähigkeitsverluste

---

[12] „Youth is the only thing worth having. When I find that I am growing old, I shall kill myself" (30, S. 43). In
dem Roman "The Picture of Dorian Gray" lässt Oscar Wilde den gleichnamigen Protagonisten seine Seele
dafür opfern, an seiner Stelle sein Jugendporträt altern zu lassen. Der Verlust eines wahrhaftigen Lebens
treibt Dorian Gray schließlich in den Selbstmord.

[13] „Im Namen stimmen wohl die meisten überein. Glückseligkeit nennen es die Leute und die Gebildeten und
sie setzen das Gut-Leben und Sich-gut-Verhalten gleich mit Glückseligkeit." (1, I 2, 1095a)

zumindest anteilig zu kompensieren. Die Eigenschaft der „Mitverantwortung" bedarf der Fähigkeit, sich als Teil einer Gemeinschaft in der verstehenden Begegnung mit anderen Menschen erfahren zu können. In diesem Zusammenhang vermag ein Lebensgefühl der Zugehörigkeit zu einer Gemeinschaft auch bei demenzkranken Menschen noch die Fähigkeit zu wecken, empfangene Unterstützung je nach Ressourcen zu erwidern (14, S. 247).

Die Kategorie der „Selbstaktualisierung" gründet Kruse im Sinne der Existenzpsychologie Viktor Frankls (8, S. 67-107) auf drei typusbezogene Wertverwirklichungsformen, die er in dem schaffenden Menschen (homo faber), dem liebenden, empfindenden Menschen (homo amans) und dem leidenden und sein Leiden annehmenden Menschen (homo patiens) realisiert sieht (14, S.248).

Das reduktionistische Menschenbild der Anti-Aging Medizin hat die möglichst langfristige Bewahrung eines homo faber, eines jugendlich schaffenden älteren Menschen im Blickfeld. Diese reduktionistische Fokussierung auf diese eine als einzige erstrebenswert zu erachtende Wertverwirklichungsform im Alter birgt erhebliches individuelles Gefährdungspotential in sich. Die selbstständige und aktivitätsbetonte Lebensführung eines homo faber hat die mehr passive und rezeptive Lebenshaltung eines homo amans oder homo patiens an den Rand gedrängt. „Unsere westliche Gesellschaft hat in extrem hohen Maße eine Kultur des Machens, des Leistens, des Bestimmens und Kontrollierens entwickelt" (23, S. 265). Die westliche Leistungskultur beeinflusst unser Menschenbild und gefährdet den Respekt vor der Würde und Einzigartigkeit auch und gerade hilfe- und pflegebedürftiger Menschen.

Ein dergestalt reduktionistisches Menschenbild koppelt Menschenwürde an Eigenschaften wie Selbstständigkeit oder Kommunikationsfähigkeit, somit Fähigkeiten, die z. B. bei Menschen mit fortschreitender Demenz verlorengehen können. Kruse sieht die Gefahr, „dass Menschen mit einer fortgeschrittenen Demenz das Humane abgesprochen wird (…)" und „grundlegende Zweifel in Bezug auf die Menschenwürde vorgebracht werden" (14, S. 251).

Der alternde Mensch der modernen Leistungsgesellschaft findet sein autonomes Selbstverständnis ausschließlich in der Rolle des schaffenden, leistungsfähigen Menschen. Dieser homo faber ist es gewohnt, seine „höchste Bestimmung allein darin zu sehen, ganz aus und durch sich selbst zu leben (15, S. 155). Eine solche Sichtweise verengt das Menschenbild durch eine „Verabsolutierung der mittleren Lebensphase" (15, S. 154) und verkennt die Tatsache, dass das Alter als gleichwertige Lebensphase Anteil an der unteilbaren Würde des menschlichen Lebens hat. Eine übersteigerte Wertung der Autonomie lässt uns die lebensbegleitende Angewiesenheit auf Anerkennung, Zuwendung und Unterstützung anderer Menschen ausblenden, die nach der Kindheit oft erst wieder im Alter in merklich akzentuierter Ausprägung in das subjektive und kollektive Bewusstsein tritt. Angewiesenheit begleitet uns in unterschiedlichster Form und Ausprägung das gesamte Leben, sie ist „kein Spezifikum, keine Besonderheit des Alters, sondern eine Grundstruktur des ganzen Lebens" (15, S. 155).

Einschränkungen oder Verlust von Leistungsfähigkeit, Mobilität, Autonomie, Selbstversorgungskompetenz oder Kognition dürfen niemals einem empirischen Würdeverständnis zur Rechtfertigung dienen, meist hochbetagte, multimorbide und pflegebedürftige Menschen aus dem „Schutzbereich der Menschenwürde" (23, S. 252) zu entlassen. Durch die Fokussierung der Anti-Aging-Medizin auf die Bewahrung von Jugendlichkeit und Autonomie kann dergestalt einer Altersdiskriminierung unreflektiert Vorschub geleistet werden (23, S. 253).

Der Facettenreichtum sich abzeichnender Altersbilder der Moderne wird von Zerrbildern überschattet, die einer kritikwürdigen Anti-Kultur humanen Alterns entspringen. Ein der Leistungsorientierung überantwortetes empirisches Würdeverständnis könnte zu einer kollektiv negativen gesellschaftlichen Bewertung von Angewiesenheit im Alter führen, die als eine „Schwundstufe des Humanismus" (15, S. 155) zu betrachten wäre.

Es bedarf daher einer „ethischen Kehre" (21, S. 205), in der die Gesellschaft Gelegenheit erhält, ihr Quantifizierungsprinzip zu hinterfragen und den Sinn der späten Lebenszeit als identitätsbewahrenden und identitätsbewährenden Selbstwerdungsprozess zu erfassen (21, S. 204-205). Angesichts der wahrgenommenen Vergänglichkeit und angenommenen Endlichkeit des eigenen Lebens mag die Einsicht reifen, „das menschlich Wichtige vom vielen Unwichtigen dauerhaft zu unterscheiden" (21, S. 203). Diese Erkenntnisse könnten neben dem ohne Verdrängungshilfen der Anti-Aging-Medizin bewusst alternden Menschen auch den jüngeren Begleitern und dem gesellschaftlichen Bewusstsein zur Bewahrung einer Kultur des würdevollen humanen Alterns verhelfen.

Zusammenfassung

Die Zielsetzungen der Anti-Aging-Medizin dienen im Sinne einer Optimierungsmedizin der möglichst langfristigen Bewahrung von Jugendlichkeit und Leistungsfähigkeit im Alter. Die Realisierung des Machbaren soll Altersleiden und wenn möglich gar das Alter selbst abschaffen. Doch die Enhancement-Kultur der Moderne treibt den alternden Menschen mit dem Fitnessimperativ einer verpflichtenden Gesundheitskompetenz vor sich her, statt eine auf die individuellen Bedürfnisse ausgerichtete, partnerschaftlich fürsorgliche Unterstützung zu bieten.

Ein derartig verwehrter Selbstwerdungs- und Reifungsprozess kann zur Ausprägung einer narzisstischen Regression führen und eine selbstgestaltete Nutzung der verbliebenen Lebenszeit erschweren oder gar verhindern. Das reduktionistische Menschenbild der Anti-Aging-Medizin mit Orientierung an Autonomie und Leistungsfähigkeit gefährdet den Respekt vor der Würde und Einzigartigkeit hilfe- und pflegebedürftiger alter Menschen. Die sich im Alter radikalisierende Angewiesenheit als lebensbegleitende Grundstruktur der menschlichen Existenz dient Vertretern eines modernen leistungsorientierten Quantifizierungsprinzips zu einer mehr als fragwürdigen Rechtfertigung eines ihrem Menschenbild entsprechenden empirischen Würdeverständnisses.

Es bedarf daher einer ethischen Wende, um den Sinn der späten Lebenszeit als identitätsbewährenden Reifungs- und Selbstfindungsprozess für die individuelle und gesellschaftliche Wahrnehmung zugänglich zu machen.

6. Zusammenfassung

Ausgehend von der Vielgestaltigkeit historischer Altersbilder in ihren jeweiligen sozialen Bezügen führt die vorliegende Arbeit über eine kritische Diskussion der modernen Anti-Aging-Medizin in das Spannungsfeld zwischen Verdrängung und Annahme eigener Endlichkeit und den sich daraus ergebenden Fragestellungen einer Ethik und Kultur humanen Alterns.

Vor dem Hintergrund häufig anzutreffender romantisierender Vorstellungen über ein in der Vergangenheit zumeist sozial hoch geachtetes und gutes Alter finden sich bereits in Berichten über historische und heute noch existierende akephale Gesellschaftssysteme ausgeprägt differente Umgangsformen mit alten und vor allem versorgungsbedürftigen alten Menschen. Von leitenden Senioritätsprinzipien bis zur Vernachlässigung und aktiven Tötung versorgungsbedürftiger alter Menschen reicht das romantisierender Vorstellungen beraubte Spektrum tradierter Altersbilder.

Auch die sich in der klassischen Antike manifestierenden zentralistischen Staatengebilde ließen den betagten Mitgliedern ihrer Gesellschaftssysteme eine recht unterschiedlich bemessene gesellschaftliche Wertschätzung zukommen. Während sich in Sparta unter der Führung der Gerusia mit einer Gerontokratie eine in Altersgraden strukturierte Gesellschaft manifestierte und auch in der römischen Republik ein in den führenden Gesellschaftsschichten meist stabiler Zusammenhang zwischen Alter, politischer Stellung und Sozialprestige herrschte, wurde die ältere Bevölkerung im demokratischen Athen nach den Perserkriegen zunehmend an den gesellschaftlichen Rand gedrängt.

Mit der Christianisierung des römischen Reiches und den in den Vordergrund tretenden jüdisch-christlichen Werten ging keine grundsätzliche Aufwertung der gesellschaftlichen Stellung alter Menschen einher. Der christliche Fürsorgegedanke begünstigte, sicher ungewollt, auch eine Stigmatisierung und gesellschaftliche Desintegration insbesondere unterstützungsbedürftiger alter Menschen, der mit einer ersten Institutionalisierung der Altenpflege begegnet wurde. Insgesamt kann das Mittelalter als eine Zeit des Niedergangs des Alters betrachtet werden, um erst nach Renaissance, Reformation und Aufklärung von dem Gedanken, der das eigene Leben erfassenden Selbstgestaltungspotenz erreicht zu werden.

Die in den letzten 150 Jahren mehr als verdoppelte mittlere Lebenserwartung ab Geburt hat eine zunehmend anwachsende „Generation 60 plus" geschaffen, der noch in diesem Jahrhundert ein prozentualer gesellschaftlicher Anteil von über 40 % in der westlichen Welt prognostiziert wird. Dieser von einer ehemaligen Randgruppe zu einer gesellschaftlichen Größe sich entwickelnden älteren Generation fehlt es an Orientierung vermittelnden historischen Vorbildern. Die in der Aufklärung formulierten und von der modernen Gesellschaft internalisierten Selbstgestaltungsideale fordern eine eigenständig verantwortete Orientierung. Die nach Orientierung suchenden alternden Menschen werden mit reduktionistischen Sichtweisen und Menschenbildern einer „Anti-Aging-Kultur" konfrontiert, die bekannte und scheinbar einfache Lösungsansätze einer auch im Alter zu bewahrenden Jugendlichkeit und Leistungsfähigkeit offeriert.

Vertreter einer prosperierenden Anti-Aging-Medizin verweisen auf erfolgversprechende Ergebnisse der zellulären und molekularbiologischen Grundlagenforschung, um bei einer derzeit angenommenen genetisch determinierten Altersvariabilität von nur 25-30 % durch eine möglichst prophylaktische Beeinflussung der scheinbar relevanteren extrinsischen Einflussfaktoren eine Bewahrung von Jugendlichkeit, Verringerung der Altersleiden oder gar mittels genetischer Interventionen eine Abschaffung von Alter und Tod zu erreichen.

Derart reduktionistische Sichtweisen und Menschenbilder befördern eine Anti-Kultur humanen Alterns und generieren einen Fitness- und Jugendlichkeitsimperativ, der einer kontraproduktiven narzisstischen Regression den Weg bereitet. Die an den alternden Menschen über „Anti-Aging-Wege" der Prävention, Medikalisierung oder gar zukünftig genetische Intervention herangetragenen heteronomen Optimierungsziele vermögen das individuelle Zeiterleben über eine Betonung der Körperlichkeit zu täuschen, verhindern aber auch, dem Alter als eigenständige gleichberechtigte Lebensphase Gestalt zu verleihen.

Grundlegende Aspekte einer Ethik des Alters werden sich kaum an den in Neuzeit und Aufklärung entstandenen universalen abstrakten Vernunftethiken orientieren, sondern eher antike Ethikkonzepte mit der Frage nach der individuellen Lebenssituation des Menschen zum Vorbild nehmen. In einem solchen Entwurf von Andreas Kruse (14, S. 244-251) werden in Anlehnung an die Nikomachische Ethik des Aristoteles die fünf Kategorien Selbstständigkeit, Selbstverantwortung, bewusst angenommene Abhängigkeit, Mitverantwortung und Selbstaktualisierung in das Zentrum der Ausführungen gerückt. Die letzte Kategorie der Selbstaktualisierung gründet Kruse auf grundlegende Wertverwirklichungsformen eines homo faber, homo amans und homo patiens.

Die von der Anti-Aging-Medizin als Maß aller Dinge betonte mittlere Lebensphase des schaffenden leistungsfähigen Menschen (homo faber) führt zu einer übersteigerten Wertung von Autonomie und Leistungsfähigkeit und negiert die sich im Alter radikalisierende, aber im Grunde lebensbegleitend vorhandene Angewiesenheit auf Hilfe und Unterstützung anderer Menschen.

Eine diesbezüglich zu fordernde ethische Wende sollte dazu dienen, das gesellschaftlich vorherrschende Quantifizierungsprinzip des immer mehr und immer schneller zu hinterfragen, um den Sinn der späten Lebenszeit als identitätsbewahrenden und identitätsbewährenden Selbstwerdungsprozess zu begreifen (21, S. 204-206). Darüber hinaus könnte ein der Leistungsorientierung überantwortetes empirisches Würdeverständnis zu einer kollektiv negativen gesellschaftlichen Bewertung von Angewiesenheit im Alter führen.

Eine Kultur des humanen Alterns sollte daher auch und gerade die sich im Alter radikalisierte Erfahrung von Angewiesenheit, besonders hilfe- und pflegebedürftiger alter Menschen, begriffen als natürliche Fortsetzung der lebensbegleitenden Angewiesenheit in das kollektive gesellschaftliche Bewusstsein tragen.

7. Literatur

1. Aristoteles: Die Nikomachische Ethik, Artemis & Winkler Verlag, 2005

2. Baltrusch, Ernst: An den Rand gedrängt – Altersbilder im Klassischen Athen, in: Gutsfeld, Andreas; Schmitz, Winfried (Hg.): Altersbilder in der Antike, Bonn University Press, 2009

3. Borscheid, Peter: Geschichte des Alters. Vom Spätmittelalter zum 18. Jahrhundert. Deutscher Taschenbuch Verlag München, 1989

4. Bozzaro, Claudia: Der Traum ewiger Jugend. Anti-Aging-Medizin als Verdrängungsstrategie eines Leidens an der verrinnenden Zeit?, in: Maio, Giovanni (Hg.): Altwerden ohne alt zu sein?, Verlag Karl Alber Freiburg/München, 2. Auflage, 2012

5. Bozzaro, Claudia: Verdrängung der Endlichkeit: Eine existenzphilosophische Reflexion der Anti-Aging-Medizin, in: Schicktanz, Silke; Schweda, Mark (Hg.): Pro-Age oder Anti-Aging, Campus-Verlag, 2012

6. Cicero, Murcus Tullius: Cato maior de senectute, Philipp Reclam jun. Stuttgart, 1998

7. Euripides: Alkestis (Griechisch/Deutsch: Übersetzung Kurt Steinmann, Philipp Reclam Verlag Stuttgart, 2002

8. Frankl, Viktor. E.: Logos und Existenz, in: Der Wille zum Sinn, Hogrefe Verlag Bern, 7., unveränderte Auflage, 2016

9. Grimm, Jacob: Rede über das Alter, in: Rentsch, Thomas; Vollmann, Morris (Hg.): Gutes Leben im Alter, Philipp Reclam jun. Stuttgart, 2012

10. Gutfeld, Andreas: „Das schwache Lebensalter" – Die Alten in den Rechtsquellen der Prinzipatszeit, in: Gutsfeld, Andreas; Schmitz, Winfried (Hg.): Altersbilder in der Antike, Bonn University Press, 2009

11. Hermann-Otto, Elisabeth: Die „armen" Alten – Das neue Modell des Christentums?, in: Gutsfeld, Andreas; Schmitz, Winfried (Hg,): Altersbilder in der Antike, Bonn University Press, 2009

12. Illich, Ivan: Die Nemesis der Medizin. Die Kritik der Medikalisierung des Lebens, 5. Auflage, Verlag C. H. Beck, 2007

13. Kant, Immanuel: Was ist Aufklärung?, in: Philosophische Bibliothek Bd. 512, Horst D. Brandt (Hg.), Verlag F. Meiner, 1999

14. Kruse, Andreas: Menschenbild und Menschenwürde als grundlegende Kategorien der Lebensqualität demenzkranker Menschen, in: Rentsch, Thomas; Vollmann, Morris (Hg.): Gutes Leben im Alter, Philipp Reclam jun. Stuttgart, 2012

15. Maio, Giovanni: Medizin ohne Maß?, TRIAS-Verlag Stuttgart, 2014

16. Marzi, Hiltrud (Hg.): Alter in Afrika, Tradition und Wandel, Kügler Verlag, 2002

17. Minois, George: History of old age, Polity Press, UK, 1989

18. Pantel, Johannes, et al.: Praxishandbuch Altersmedizin, Kohlhammer, 2014

19. Platon: Der Staat (Politeia), Philipp Reclam Verlag Stuttgart, 2015

20. Rensing, Ludger; Rippe, Volkhard: Altern: Zelluläre und molekulare Grundlagen, körperliche Veränderungen und Erkrankungen, Therapieansätze, Springer Spektrum Verlag, 2014

21. Rentsch, Thomas: Altern als Werden zu sich selbst. Philosophische Ethik der späten Lebenszeit, in: Rentsch, Thomas; Vollmann, Morris (Hg.): Gutes Leben im Alter, Philipp Reclam jun. Stuttgart, 2012

22. Rosenmayr, Leopold: Philosophie, in: Jansen, Birgit; Karl, Fred; Radebold, Hartmut; Schmitz-Scherzer, Reinhard (Hg.): Soziale Gerontologie, Beltz Verlag, 1999

23. Rüegger, Heinz: Anti-Aging und Menschenwürde. Zu einer Lebenskunst des Alterns jenseits von Leistung und Erfolg, in Maio, Giovanni (Hg.): Altwerden ohne alt zu sein, Verlag Karl Alber Freiburg/München, 2. Auflage 2012

24. Sagner, Andreas: Alter und Altern in einfachen Gesellschaften, in: Gutsfeld, Andreas; Schmitz, Winfried (Hg.): Altersbilder in der Antike, Bonn University Press, 2009

25. Schäfer, Daniel: Medikalisierung des Alterns in der frühen Neuzeit? Eine historische Differenzierung, in: Schicktanz, Silke; Schweda, Mark (Hg.): Pro-Age oder Anti-Aging, Campus Verlag, 2012

26. Schmidt, Winfried: Nicht „altes Eisen", sondern Garant der Ordnung – Die Macht der Alten in Sparta, in: Gutsfeld, Andreas; Schmitz, Winfried (Hg.): Altersbilder in der Antike, Bonn University Press, 2009

27. Stuckelberger, Astrid: Eine neue Medizin- und Alternkultur: Technikfolgenabschätzung der Anti-Aging-Medizin, in: Schicktanz, Silke; Schweda, Mark (Hg.): Pro-Age oder Anti-Aging, Campus-Verlag, 2012

28. Wahl, Hans-Werner et al.: Gerontologie – Einführung und Geschichte, Kohlhammer, 2. Auflage, 2015

29. Welsch, Norbert: Leben ohne Tod – Forscher besiegen das Alter, Springer Spektrum Verlag, 2015

30. Wilde, Oscar: The Picture of Dorian Gray, Philipp Reclam jun. Stuttgart, 2015